ÉTUDES DE PHARMACOLOGIE.

ÉTUDES

DE

PHARMACOLOGIE

PAR

GEORGES WEBER

PHARMACIEN A PARIS.

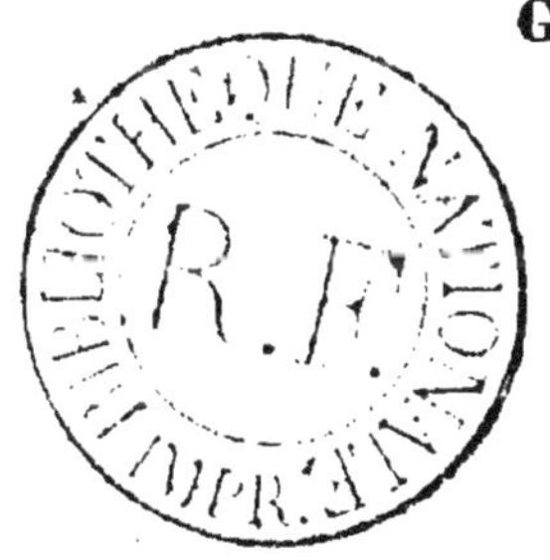

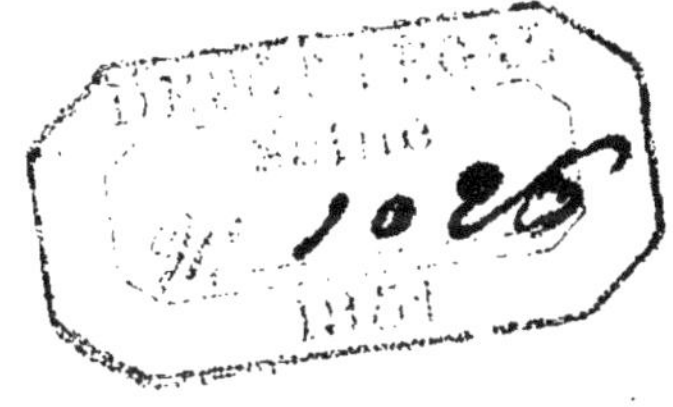

PARIS

IMPRIMERIE DE SCHNEIDER

RUE D'ERFURTH, 1.

1851

ÉTUDES DE PHARMACOLOGIE.

INTRODUCTION.

Le travail que nous avons l'honneur de soumettre à l'appréciation du lecteur est une suite, un complément de l'opuscule publié par nous, en 1847, sous le titre de : *Dynamologie organique et thérapeutique*. Son objet est d'apporter de nouveaux faits à l'appui de l'idée mère qui domine dans ce premier Mémoire, à savoir : *l'intervention des agents impondérables dans tous les actes organiques.*

Dans toutes les sciences, et particulièrement en médecine, il y a des faits sensibles qu'on voit, et des faits invisibles que l'on conçoit ; des faits qu'on démontre, et des faits qu'on induit. Il est des vérités, et des plus irréfragables, qui ne se démontrent que par le raisonnement. Quoiqu'il soit d'usage, au temps actuel, de ne s'en rapporter qu'au témoignage des sens ou à la démonstration expérimentale ; quoique la description d'un membre de quelque insecte soit assurée de plus d'accueil que n'en trouverait la doctrine la plus complète, on ne peut néanmoins éviter de recourir parfois au raisonnement ; car, encore une fois, les *vérités inductives* bien établies offrent autant, et même, parfois, plus de valeur que certains *faits* qui ne reposent que sur le témoignage des sens.

Si donc on n'a pas toujours la démonstration expérimentale à l'appui de ses doctrines, ce ne doit pas être un motif assez grave pour les repousser sans examen, lorsqu'elles sont, d'ailleurs, suffisamment étayées de preuves et d'inductions analogiques.

Il n'entre pas dans notre projet de réunir ici tous les arguments qu'on a fait valoir à l'appui de la doctrine des impondérables ; encore moins d'en faire sortir une doctrine complète que nous opposerions à l'homœopathie. Loin de là ; nous nous proposons seulement de chercher s'il n'y aurait pas quelque lien à établir entre la doctrine de Hahnemann et les découvertes de la science moderne ; et surtout s'il est vrai, comme on le pense généralement, que l'homœopathie ne puisse s'accorder avec les faits révélés par l'expérience journalière des physiologistes de toutes les sectes. Notre but est d'arriver par là, autant qu'il sera possible, à l'analyse de l'action des médicaments sur l'homme vivant, et des conditions auxquelles les agents thérapeutiques semblent devoir toutes leurs propriétés. Je dirai d'abord quelques mots sur ce qu'est la vie, et ce qu'est le médicament au point de vue de cette théorie.

L'examen attentif des découvertes de la chimie moderne, et des faits sur lesquels repose la théorie de l'électro-magnétisme, nous a conduit à penser que les fluides impondérables peuvent être envisagés comme jouant un rôle prépondérant dans tous les phénomènes physiques et naturels ; que la différence des propriétés physiques, chimiques et même thérapeutiques des corps est imputable, dans l'ordre physiologique aussi bien que dans l'ordre matériel, à la manière d'être spéciale du fluide impondérable qui réside dans tous les corps de la nature ; que les phénomènes chimiques, qui ne sont autres que des phénomènes d'attraction et de répulsion, dépendent uniquement de l'influence réciproque de ces fluides. Il paraît même difficile de ne pas rattacher l'action des médicaments sur l'organisme au même ordre de faits.

Que nous présente, en effet, ce qu'on nomme le *dynamisme des médicaments*, en regard de l'organisme vivant? Qu'est-ce que le médicament, sinon un corps matériel, privé de vie, ne pouvant agir, en conséquence, que selon les lois qui régissent la matière morte, c'est-à-dire en vertu des lois physico-chimiques, c'est-à-dire à l'aide de ses affinités, ou mieux, en raison des *forces inorganiques* du principe impondérable qu'il recèle? — Qu'est-ce, d'un autre côté, que l'organisme vivant, sinon un corps matériel, animé, il est vrai, par le souffle divin de la vie, mais dans lequel tous les phénomènes matériels s'exécutent sous l'influenee d'agents impondérables? — Peut-on concevoir que la matière morte, ou, si l'on veut, la force *(incontestablement inorganique)* du médicament, agisse sur le principe immatériel de la vie autrement que par l'intermédiaire des forces ou agents qui mettent celle-ci en rapport avec la masse organique, et qui président nécessairement à toutes les fonctions de l'organisme? — On ne comprendrait pas, en effet, que la vie puisse être directement, et sans intermédiaire, influencée par le médicament. Raisonner autrement serait *matérialiser* la vie! — C'est cet intermédiaire que Hahnemann appelle la *sensibilité nerveuse*, que nous considérons comme étant de la même nature que les agents impondérables, c'est-à-dire comme analogue aux fluides électro-magnétiques. C'est à eux que s'adresse l'action des médicaments; c'est eux qu'elle modifie et qu'elle a pouvoir de modifier, parce qu'elle est virtuellement leur analogue, et par sa constitution et par ses propriétés. La vie et la matière organique sont réunies, pendant un temps limité, par des liens cachés sans doute ; mais les forces ou agents que la vie met en usage pour le gouvernement de l'organisme, nous les voyons, nous les sentons, nous les démontrons par l'expérience ; nous les modifions à volonté par des agents analogues, pris dans le monde extérieur ; nous savons qu'ils sont indispensables à l'entretien, à l'existence même de la vie.

D'après cela, ce serait donner une idée fausse de la *force dynamique* des médicaments, force réelle cependant, que de lui décerner un pouvoir qu'elle n'a pas, celui de modifier directement la vie. La première condition pour qu'une force en modifie une autre, c'est qu'elle ait une certaine homogénéité avec cette dernière. Or, la force médicamenteuse est essentiellement morte et inorganique : ce serait donc mettre la vie au même rang que la matière, ou, comme nous l'avons déjà dit, *matérialiser la vie*, que d'attribuer aux médicaments le pouvoir de la modifier directement.

Si l'on considère attentivement l'homme, on découvre en lui un triple principe : l'*âme*, la *vie* et la *matière*.

L'*âme* est immortelle et exclusivement propre à l'espèce humaine; nous ne chercherons ni à la caractériser, ni à la définir.

La *vie* est périssable et commune à tous les êtres vivants, depuis l'homme jusqu'au dernier des animaux et des végétaux.—La nature intime de la vie nous est inconnue. Elle se révèle, dit Richerand, *par un ensemble de phénomènes qui se succèdent, pendant un temps limité, dans les corps organisés.* —Bichat la définit : *L'ensemble des fonctions qui résistent à la mort.*

Les animaux et les végétaux possèdent, aussi bien que nous, la faculté de résister quelque temps à l'influence destructive des agents physiques ; ils *vivent*, se développent et se reproduisent; ils sont, comme nous, influencés par les agents extérieurs; ils ont des maladies susceptibles d'être guéries ou amendées par les agents médicamenteux, et leur force de résistance aux agents physiques (*faculté de vivre*) peut être anéantie, comme chez nous, sous l'influence de certains agents toxiques (1).

(1) Il existe, à la vérité, de grandes différences de forme, de structure et de composition organique entre tous ces êtres, différences adaptées au genre de vie auquel ils sont destinés, au milieu dans lequel ils sont appelés à vivre. Le poisson ne vit que sous l'eau, le ciron dans le vinaigre, la chèvre broute impunément le sumac, le perroquet s'empoisonne avec le persil et la mouche avec l'infusion de quassia; le hérisson est réfractaire à l'acide prussique et au venin du serpent à sonnette. La pêche est vénéneuse en Orient; et, dans nos colonies, on cultive et on mange la morelle en guise d'épinards! On sait les énormes doses d'opium, de mercuriaux ou autres médicaments actifs supportés sous les tropiques, et qui tueraient infailliblement nos colosses du Nord. On n'en finirait pas si on voulait rappeler toutes ces particularités, qui ne prouvent d'ailleurs qu'une chose, c'est qu'il est avec la vie des accommode-

Sous le nom de *matière* on désigne généralement toute la masse pondérable des corps vivants, solides et fluides, auxquels nous ajoutons les fluides impondérables, forces ou agents, sous l'influence desquels la vie se manifeste et exécute les fonctions organiques, et qui ont leurs analogues dans le monde inanimé.—Nous ne croyons pas devoir reproduire tous les arguments et les démonstrations que nous fîmes valoir, à une autre époque (voir notre *Dynamologie*), à l'appui de cette idée. Il nous suffira de rappeler que c'est sous l'influence et par l'intermédiaire de ces agents que semblent s'exécuter ces fonctions, tant à l'état normal qu'à l'état pathologique; qu'ils président aussi bien à la sensibilité qu'à l'irritabilité, ces deux propriétés fondamentales et caractéristiques des corps vivants; que toutes les fonctions de l'organisme : les mouvements, les sécrétions, les absorptions, la digestion, la nutrition, les phénomènes sensoriaux, tout, en un mot, tout ce qui témoigne de la vie dans l'organisme, s'accomplit sous l'influence et avec le concours de ces agents impondérables. Mais ces agents, pour fonctionner selon le vœu de la nature, pour entretenir la masse organique et l'ensemble de ses fonctions, ont besoin de l'impulsion d'un agent supérieur, la *vie;* car, sitôt que la vie cesse, l'organisme tout entier retombe dans le domaine des lois physiques; les éléments dont il se compose, et qui avaient été soustraits temporairement à

ments, ou plutôt: c'est que la composition organique, aussi bien que les influences climatériques, ont pouvoir de modifier, non pas la vie, qui reste toujours la même, mais les forces ou agents à l'aide desquels elle résiste aux influences du dehors. La vie est une *propriété* plutôt qu'une *chose:* elle est la même dans l'homme, dans l'animal, dans le végétal. Ce n'est point de la vie, mais bien de la composition organique et de la nature des *forces* ou *agents vitaux* (impondérables) que dépendent les différences d'impressionnabilité par les agents physiques. En d'autres termes: il n'y a point de différence entre la vie du hérisson et celle des autres animaux ou de l'homme. Si le hérisson est insensible à l'influence de l'acide prussique, cela ne peut dépendre de sa vie, mais de la nature particulière de ses agents vitaux qui neutralisent l'action vénéneuse, tandis que le perroquet ne résiste pas à une plante que la plupart des animaux mangeraient sans inconvénient. Que d'êtres n'y a-t-il pas qui se nourrissent de substances vénéneuses !

l'influence exclusive des agents physiques, et gouvernés selon les lois dites vitales, ces éléments, obéissant à leurs affinités naturelles, se dissocient et redeviennent matière inorganique.

Remarquons encore que les corps vivants semblent, à plusieurs égards, constitués en état de lutte incessante contre certaines influences du monde extérieur : qu'un antagonisme radical existe entre la vie organique et ce qu'on pourrait appeler *vie inorganique*, c'est-à-dire l'ensemble des forces qui régissent la matière brute : c'est au point que les deux vies s'excluent réciproquement. L'une ne saurait exister là où l'autre exerce son empire. Dès l'instant où les corps du monde extérieur passent dans la sphère de l'activité vitale, qu'ils sont *assimilés*, ils se trouvent, par cela même, convertis en matière vivante, soumis aux lois vitales, et réfractaires, pendant la durée de leur assimilation, aux lois et aux affinités qui les caractérisaient dans le monde extérieur. Dès qu'au contraire les agents physico-chimiques viennent à prédominer dans un point de l'organisme, la vie est compromise, et d'autant plus compromise, que l'atteinte est plus profonde, plus générale, ou qu'elle porte sur des organes plus importants.

Mais ce conflit de tous les instants entre l'organisme et les agents du dehors est lui-même une condition d'existence pour les corps vivants ; car l'ensemble des phénomènes vitaux n'est qu'une série d'actions et de réactions de l'organisme contre la matière dans laquelle il puise sa propre substance, et contre les forces inorganiques également indispensables à son entretien et à sa propagation.

L'organisme puise sa propre substance dans le milieu matériel qui l'environne. —Il est indubitable qu'une partie des matières alimentaires est absorbée et convertie en éléments organiques. La matière morte de l'aliment, vivifiée par le fait de l'assimilation, devient partie intégrante de l'être vivant ; elle vient s'y adjoindre avec les caractères et les propriétés physico-chimiques inhérentes à la matière. Au moment ou s'effectue l'assimilation, c'est-à-dire au moment où la matière est soustraite à l'empire des lois physiques pour entrer dans la sphère de l'activité vitale, il s'établit une espèce de lutte ou collision entre les agents vitaux et les propriétés physico-chimiques (ou force dynamique) de la matière ingérée. Cette collision est plus ou moins prononcée, suivant que la matière ingérée est plus ou moins hétérogène à l'organisme. Si les éléments pondérables dont elle se compose sont de nature à pouvoir s'assimiler, et qu'elle ne soit pas, d'ailleurs, chargée de principes impondérables trop hétérogènes, la matière est dite *alimentaire;* dans le contraire, elle est *médicamenteuse* ou *vénéneuse.*—A cet égard, nous pourrions dire que tous les corps de la nature peuvent devenir médicaments; car tous ont des propriétés réelles, distinctes, une force ou vertu spécifique inhérente à leur constitution. D'un autre côté, pour ce qui concerne les médicaments ou poisons, il y en a un grand nombre qui sont alimentaires, soit pour certains animaux, soit sous certaines conditions de préparation. Il est inutile de répéter que, dans ce dernier cas (de poisons devenus aliments), ou bien le mode de préparation a suffisamment neutralisé le principe vénéneux (comme cela se voit pour le tapioka, la morelle, etc.), ou les êtres qui s'en nourrissent sont organisés de manière à neutraliser ce principe, suivant le mode que nous avons exposé précédemment.

On voit par là qu'il n'y a aucune limite tranchée entre l'aliment et le médicament; ce ne sont que des différences du plus au moins; qu'il y a, dans les deux cas, analogie de phénomènes; que l'un comme l'autre arrive dans l'organisme avec ses propriétés matérielles; qu'au moment de l'assimilation, c'est-à-dire au moment où la matière morte ingérée se convertit en matière vivante, il s'établit une collision entre les forces de cette substance et les agents vitaux. Le produit de cette collision est ce que l'on appelle l'action médicamenteuse, qui est constituée par la réaction des agents vitaux contre les agents ou forces physiques de la substance ingérée. — L'action est nulle, ou à peu près, pour les substances alimentaires, parce que ces substances ne renferment point de principes trop actifs, c'est-à-dire trop hétérogènes à l'organisme. Elle est considérable pour les poisons ou médicaments,

à cause des principes hétérogènes que renferment ces substances. — L'acide prussique est (comme nous l'avons dit
plus haut) sans action sur le hérisson, parce que les agents
vitaux de cet animal ont la propriété, ou de neutraliser le
principe délétère de cet acide, ou de s'en accommoder. — Tel
insecte qui vit sur le sumac ou sur le mancenilier ne s'ac-
commoderait peut-être en aucune façon de la guimauve.

CHAPITRE Ier.

CONSIDÉRATIONS GÉNÉRALES SUR L'ASSIMILATION DES ALIMENTS
ET DES MÉDICAMENTS.

Nous avons déjà vu plus haut qu'il n'y a pas de limite
tranchée entre l'aliment et le médicament ; que tout corps
de la nature peut devenir médicamenteux dans certaines conditions ou chez certains individus, et quo, d'un autre côté,
beaucoup de substances réputées vénéneuses ou médicamenteuses, deviennent alimentaires sous certaines conditions ou
pour certains individus. — Essayons maintenant de suivre
les modifications éprouvées par l'aliment et le médicament
ingérés dans l'organisme. L'aliment, dit-on, est seul assimilé.
Mais qu'est-ce que l'assimilation ? — Comment s'opère-t-elle ?

L'assimilation est une opération par laquelle les corps du
monde extérieur introduits dans l'organisme vivant arrivent,
après une série d'élaborations successives, à faire partie intégrante avec lui. — La matière y arrive avec ses caraotères

spécifiques, ses propriétés matérielles, sa force propre ou vertu inhérente à tout corps de la nature. — Cette force ou vertu se développe dans l'acte assimilatoire, pendant les différentes modifications ou métamorphoses que subit la matière brute avant sa conversion absolue en matière vivante. Cette série de métamorphoses comprend, d'une part, tous les actes de la digestion ; les uns mécaniques, les autres chimiques ou chimico-vitaux ; d'autre part, les actes de la nutrition proprement dite, comprenant l'absorption et les différentes élaborations que subit la matière absorbée avant d'être convertie en sang artériel; et, enfin, les différentes sécrétions, parmi lesquelles il faut compter la régénération organique, c'est-à-dire l'acte par lequel le sang rouge dépose dans les différents organes les éléments réparateurs de leur tissu.

Si maintenant nous envisageons ces différents actes au point de vue des notions actuelles de la science, nous voyons partout l'intervention des puissances matérielles, partout quelque chose de chimique, de physique ou de mécanique, le tout, bien entendu, gouverné et modifié par l'influence vitale. — Nous voyons d'abord la mastication, broiement mécanique de l'aliment et son mélange avec un liquide alcalin, la salive ; après cette première élaboration, l'aliment arrive dans une cavité où il rencontre trois conditions éminemment propres à le dissoudre, savoir : une température assez élevée, un liquide très-acide, le suc gastrique, et un certain degré de malaxation (conditions physiques, chimiques et mécaniques). Ces trois conditions suffisent, comme l'abbé Spallanzani l'a déjà montré par l'expérience directe, à faire du chyme dans une cornue, c'est-à-dire sans l'intervention de la force vitale.

Ainsi dissoute dans l'estomac, la matière alimentaire se présente sous forme d'une substance demi-liquide, visqueuse, fortement acide ; elle passe, sous le nom de *chyme*, dans l'intestin, où elle est mise en contact avec un liquide *alcalin*, la bile. De la réaction des deux liquides résulte une espèce de savon, le *chyle* ou fluide nourricier, qui se présente sous forme d'un liquide laiteux. Or, le chyme, avons-nous dit, est *acide*, la bile est alcaline, et le composé qui résulte de leur combinaison, c'est-à-dire le *chyle*, est neutre. — Celui-ci pénètre dans les vaisseaux chylifères et dans les veines, subit une nouvelle série de transformations jusqu'à sa conversion complète en sang artériel. Les qualités du chyle sont variables; ses différences dépendent à la fois de la nature des aliments et de l'état des organes qui l'élaborent. — Nous n'avons pas à reproduire toutes les observations et expériences qui établissent ce fait. L'on sait que chimiquement il y a de notables différences entre le chyle des carnivores et celui des herbivores. On sait qu'une foule de substances métalliques et autres sont absorbées et assimilées, et que la chimie parvient à les découvrir dans tous les organes (voir à ce sujet les recherches toxicologiques de MM. Orfila, Flandin, Danger, etc.). On sait, enfin, que le même individu peut fournir, avec la même alimentation, un chyle qui varie selon l'état actuel de ses organes digestifs.

L'on ne peut nier que la série de transformations de la substance alimentaire, avant sa conversion totale en matière organique, ne présente les caractères des transformations chimiques. Pour la digestion stomachale, le fait est mis hors de doute par les expériences si connues de Spallanzani sur la digestion artificielle. Voudrait-on le nier pour la chylification; le niera-t-on davantage pour les transformations subséquentes jusqu'au moment de l'entière assimilation? Car ce n'est qu'à ce moment que la matière alimentaire se trouve absolument rangée sous l'empire des lois vitales : avant ce terme, elle conserve plus ou moins les qualités de la matière brute (1). Or ce n'est que dans ses combinaisons et ses

(1) Dans l'*Hygœa* de Carlsruhe, journal de la médecine homœopathique, on lit les lignes suivantes empruntées à un travail du docteur Madden : « La chimie joue un grand rôle dans les fonctions de l'organisme, ce n'est pas la chimie des laboratoires, mais une chimie influencée, gouvernée par les lois vitales : les chimistes ont pénétré un grand nombre de secrets de la nature organique, ont découvert une grande partie des actes chimiques de l'organisme ; ils nous font exactement connaître la composition du sang et la raison pour laquelle la fibrine y est à l'état de dissolution ; mais ils ne sauraient faire

décompositions que la matière développe ses forces et ses propriétés ; on sait que toutes ces forces sont de nature impondérable, éthérée, ou électro-magnétique ; que leur nature spécifique varie dans chaque corps, d'où la différence de leurs propriétés.

Le matières ingérées dans l'organisme subissent donc une série de métamorphoses assez nombreuses. Dans toutes ces transformations plus ou moins chimiques, elles dégagent les fluides impondérables qui leur sont propres et dont l'influence particulière sur les agents vitaux constitue l'action spécifique de la substance, action que la *sensibilité nerveuse, présente partout*, se charge de transmettre au foyer de la vie. — Cette action est, avons-nous dit, plus ou moins intense suivant le plus ou moins d'hétérogénéité de la substance ; mais elle est réelle. La différence (bien entendu au point de vue dynamique) entre l'aliment et le médicament n'est qu'une différence du plus au moins, car, encore une fois, tout corps de la nature a une action dynamique, déterminée sur l'organisme ; cette action est due, non à la masse pondérable du corps alimentaire, mais bien à la force (impondérable) qu'il renferme, et à l'aide de laquelle il agit, non point directement sur la masse pondérable de l'organisme, ni sur la *vie* ; mais sur les agents vitaux, agents physiques, impondérables, analogues par leur constitution à l'agent ou force impondérable de la substance ingérée.

Une différence existe néanmoins entre l'aliment et le médicament pur, au point de vue alimentaire : l'aliment étant destiné à entretenir l'organisme, laisse une partie de sa propre

une seule goutte de sang vivant. Malgré l'affinité chimico-vitale, qui occupe le premier rang dans l'organisme, il s'y passe constamment une foule de phénomènes chimiques purs. Toutes ces réactions chimiques se développent pendant la combinaison d'un nouvel élément (c'est-à-dire d'un corps du monde extérieur) avec les fluides de l'organisme vivant (comme par exemple l'hématose qui s'effectue sous l'influence de la respiration, l'oxygène de l'air se combinant avec le carbone du sang veineux); mais l'accession du nouvel élément ne s'opère que dans une proportion convenable, sans quoi il y aurait décomposition du fluide organique.

substance, qui se convertit en matière organique semblable
à celle à laquelle elle se trouve incorporée, tandis que le médicament est déposé dans certains organes sans avoir éprouvé
ces modifications matérielles. L'aliment agit donc non-seulement par ses forces, mais aussi par sa substance ; car l'organisme ne vit pas seulement de parties immatérielles ou de
parties matérielles, il lui faut de la matière pour se sustenter.
Le médicament, au contraire, n'agit que par ses forces et non
par sa matière.

D'après cela on voit que tout corps introduit dans l'organisme peut agir dynamiquement ; qu'un grand nombre de
substances peuvent servir à l'entretien de l'organisme, ce
qui leur a valu le nom de substances alimentaires. — Toutes
ces substances alimentaires peuvent devenir médicamenteuses,
mais tout médicament ne peut servir d'aliment.

Ceci posé, il nous reste à examiner maintenant de quelle
façon est reçue dans l'organisme la matière alimentaire et la
force médicamenteuse.

L'aliment dépose dans l'organisme une partie de sa masse
pondérable, préalablement élaborée par le travail digestif de
manière à pouvoir se convertir en matière organique. Nous
avons vu le rôle que jouent les réactions chimiques dans ces
élaborations préalables de la masse alimentaire, et comment
toutes ces transformations s'accompagnent de dégagement de
fluides impondérables.

Le médicament pris à dose allopathique arrive au foyer
de la vie organique dans les mêmes conditions que l'aliment;
seulement il ne subit pas les mêmes transformations.

Donné à dose massive, il est habituellement absorbé en
substance, comme l'aliment; comme ce dernier, il abandonne
une partie de sa masse pondérable, qui vient se déposer dans
l'organisme, mais sans faire partie intégrante avec lui (1).

---

(1) Ce fait, non contesté pour les substances médicinales assimilables, a
été mis également hors de doute par les toxicologistes, pour les métaux,
même les plus hétérogènes, tels que l'arsenic, l'antimoine, le plomb, le
cuivre, etc., que l'on retrouve dans tous les tissus plus ou moins longtemps

Mais ce qui distingue surtout le médicament de l'aliment, c'est la forte proportion, ou, si l'on veut, l'*hétérogénéité* des principes impondérables qu'il renferme, et à l'aide desquels il exerce une action si marquée sur l'organisme. Cette action se développe dans les différentes élaborations que subit la matière médicamenteuse. — Les principes ou agents impondérables du médicament réalisent, en se combinant avec les fluides organiques, un produit variable, non-seulement suivant la nature de la substance ingérée, mais encore suivant la nature des fluides organiques ; c'est-à-dire l'état actuel de l'organisme. Le produit de la réaction des fluides médicamenteux et organiques constitue l'action primitive du médicament ; celle-ci donne lieu ensuite à une série de modifications purement organiques, provenant de l'espèce de perturbation ou ébranlement nerveux occasionné par le miasme médicamenteux, modifications qui constituent l'effet définitif du médicament.

Ce qui distingue la médecine homœopathique de l'allopathie, ce n'est pas seulement un principe thérapeutique, le *similia similibus curantur*, mais encore, et surtout, un principe physiologique, l'idée qu'elle donne de la vie, et dont elle fait découler la posologie infinitésimale. C'est même là, peut-être, le point le plus essentiel de la doctrine hahnemannienne. La vie étant une et indivisible, il devait suffire d'un atome de substance médicamenteuse pour y opérer les modifications désirables ; cependant cet atome doit être préparé d'une certaine façon. Or, nous croyons avoir suffisamment exprimé notre pensée à ce sujet pour n'avoir pas besoin d'y insister. La vie immatérielle a besoin d'intermédiaires pour agir sur l'organisme. La force dynamique (inorganique) du médicament n'agit sur la vie que par l'intermédiaire de l'impondérable nerveux,

après leur ingestion. L'antimoine a été trouvé plus de trois mois après, c'est ce qui explique la longue durée d'action de ces substances et l'impossibilité pour l'organisme de s'y habituer comme aux poisons végétaux, car elles ne sont pas seulement hétérogènes, inassimilables, mais encore elles ne sont pas de suite éliminées. Elles agissent comme corps étrangers, actifs pendant toute la durée de leur séjour dans l'organisme.

S'il est vrai que les doses allopathiques soient exagérées, il n'en est pas moins vrai que les atomes homœopathiques n'auraient guère d'action, s'ils n'étaient manipulés d'une certaine manière, essentiellement propre à développer les principes impondérables à l'aide desquels ils agissent sur l'organisme.

Les manipulations homœopathiques ont donc pour résultat non pas seulement de diviser à l'infini la substance du médicament, mais encore de dégager d'une façon remarquable le principe actif du miasme qu'elle renferme, toujours plus ou moins englobé dans sa masse brute ; de donner, en un mot, ce principe actif à peu près entièrement dépouillé de sa gangue matérielle.

De cette façon, le principe médicamenteux arrive à l'état de pureté au foyer de la vie, sans avoir été soumis aux élaborations digestives qui pourraient l'altérer. Il est mis aussitôt en rapport avec les agents impondérables de l'organisme, et leur imprime une modification dépendante et de sa constitution propre et de celle des agents organiques. Cette modification n'exige pas, pour se produire, une quantité de matière médicamenteuse proportionnelle à la somme d'effets à obtenir. Ce n'est pas comme dans les réactions chimiques ordinaires, où il faut, par exemple, une quantité déterminée d'acide pour saturer une quantité donnée de base. — La force propre, ou principe médicamenteux de la substance, n'agit pas en raison de sa *quantité*, mais en raison de sa *nature spécifique*; toutefois, elle a son analogue en chimie dans la fermentation, et dans ce qu'on a appelé *catalysie*, ou force *catalytique* (1).

(1) *Catalysie (phénomène de contact ; action de présence)*. Il existe des réactions remarquables, qui semblent en quelque sorte faire exception à la règle. Certains corps, mis en présence d'autres corps, font naître des produits nouveaux, sans que les corps qui font naître ces produits soient altérés dans leur constitution. Exemples : Le platine en éponge, plongé dans un mélange d'oxygène et d'hydrogène, détermine la combinaison de ces deux gaz, avec élévation de température, sans que le platine change de nature ; le contact de l'argent décompose le bioxyde d'hydrogène, sans que l'argent s'altère en aucune manière ; la présence de l'acide sulfurique change l'amidon en sucre ; après l'expérience, on retrouve la même quantité d'acide sulfurique aussi in-

CHAPITRE II.

DE LA DYNAMISATION EN GÉNÉRAL.

Par les mots *dilution, atténuation, trituration* ou *dynamisation*, l'on désigne , en homœopathie, des manipulations à l'aide desquelles on étend et on divise à l'infini les substances médicamenteuses , généralement à un point où il n'est plus possible d'en découvrir la trace par voie chimique; et les modifications éprouvées par la puissance médicatrice pendant ces changements moléculaires.

Quel que soit le procédé que l'on mette en œuvre pour la préparation des médicaments homœopathiques, il a toujours pour résultat d'augmenter singulièrement la force dynamique de la substance : c'est pour cette raison même qu'on a désigné ces manipulations sous le nom de *dynamisations*. Le médicament devenant d'autant plus actif qu'il est plus divisé, c'est-à-dire plus *travaillé*, l'on a donné le nom de *puissances* aux différents degrés de dilutions , en les désignant par 1re, 2e, 5e, etc., suivant le nombre de fois qu'il a été soumis à ces manipulations ; c'est-à dire qu'il y a augmentation d'énergie en raison directe du chiffre de la dilution.

Cette particularité, inexplicable par l'extrême division de la matière, vu la petitesse de la dose, a nécessairement excité l'attention des praticiens, qui l'ont interprétée à des points de vue tout à fait opposés ; toutefois , les uns n'y voient que la division extrême de la matière , dont le vestige subsisterait même dans les 20,000^{es} atténuations ; d'autres, au contraire,

tacte qu'avant l'expérience. La levure de bière transforme le sucre en alcool, sans s'altérer elle-même. M. Berzélius considère ces phénomènes comme étant dus à une force particulière, qu'il compare à la propriété assimilatrice des animaux, consistant à changer des aliments pris dans le règne végétal en chyle, en sang, en chair, etc.; il appelle cette force *catalytique*. (Hoefer, *Dictionnaire de chimie et de physique.*)

affirment que les manipulations auxquelles on assujettit les médicaments activent les propriétés inhérentes aux différentes substances, ou en développent de nouvelles, soit dans les substances inertes, soit dans celles qui, à l'état naturel, offrent déjà une toxicité prononcée.

Pour les uns, le principe actif des médicaments est de nature éthérée, impondérable, analogue aux fluides électro-magnétiques, mais différente dans chaque substance ; pour les autres, c'est un miasme, virus ou esprit, capable d'influencer directement la vie, c'est-à-dire que le médicament est envisagé comme perdant ses propriétés matérielles, et n'agissant qu'en vertu de quelque chose d'indéfini, d'immatériel.

Les *dynamisations* se préparent par *voie humide* ou par *voie sèche* ou *trituration*. Elles consistent essentiellement, d'une part, à étendre le médicament dans un véhicule inerte, et, de l'autre, à en développer l'activité au moyen des manipulations qu'exige le mélange.

Les véhicules dans lesquels on opère ces divisions varient selon la nature du médicament et la forme sous laquelle on veut l'employer. Ce sont : l'alcool, l'eau distillée et le sucre de lait.

Pour les préparations par *voie humide*, on emploie l'eau ou l'alcool, seuls ou mélangés, suivant le mode de solubilité des substances ou les réactions chimiques qui pourraient en altérer la composition.

Les substances végétales se présentent à l'état *sec* ou à l'état *frais*. Dans le premier cas, on se sert généralement d'alcool plus ou moins concentré. — Quant aux végétaux frais, on en exprime le suc, après les avoir préalablement soumis à la trituration ; et ce suc, mélangé de moitié alcool, puis clarifié ou filtré, constitue ce qu'on appelle la *teinture mère ;* quand les végétaux ne contiennent pas assez de suc, on y ajoute une certaine quantité d'eau, et puis l'on procède comme pour les précédents.

A. Des dynamisations obtenues par voie humide.

On appelle *teinture mère* la solution dans l'alcool, plus

ou moins concentré, des principes végétaux. Le véhicule dissout et retient en suspension plusieurs principes immédiats colorants, gommeux ou résineux, sucrés ou amers, astringents ou mucilagineux , etc.

Quand une teinture, préparée et conservée avec tous les soins possibles, a reposé quelque temps, on la voit changer de couleur, se troubler : un sédiment grumeleux, résineux ou glutineux, se dépose. Il y a donc toujours un certain travail de décomposition chimique ou de précipitation, dont les résultats sont visibles à l'œil nu, et faciles à constater par le microscope. Cette décomposition, surtout remarquable dans les teintures mères et les basses dilutions, existe quelquefois même dans des dilutions plus élevées, et n'est certainement pas sans influence sur le médicament et sur son action. — Ces précipités prouvent qu'il y a dans les véhicules une matière quelconque tenue en *suspension*, car ils ne s'observent pas dans les véhicules purs. — Cette matière n'est pas, chimiquement démontrable dans les dilutions tant soit peu élevées; elle ne se manifeste que par des résultats; les atomes ne le sont pas non plus, mais leur vertu ou force inhérente se révèle par des résultats palpables. Cette force, on est invinciblement amené à l'envisager comme très-expansible, comme dépassant de beaucoup le volume ou l'étendue de la molécule matérielle, et comme ayant la faculté d'imprégner les véhicules inertes.

Personne ne peut contester l'existence de la matière dans les teintures mères, ni dans les trois ou quatre premières dilutions. La chimie la démontre aisément, et les caractères physiques, tels que la couleur, l'odeur ou la saveur, persistent dans un certain nombre de substances, même jusqu'à la cinquième.—Une autre série de caractères, signalés plus haut, achève de démontrer l'existence de la matière. Voici, en effet, ce que l'on observe dans la décomposition spontanée des teintures, ou lorsqu'on les soumet à l'évaporation. Les différents principes immédiats qui composent la substance du médicament, ne jouissant pas tous d'une égale solubilité dans le véhicule, n'étant pas tous de la même densité, se séparent

petit à petit. La fécule surnage sous forme de mousse, tandis
que les parties extractives se déposent au fond du vase. Enfin, si on pousse l'évaporation jusqu'à consistance d'extrait,
et que cet extrait soit conservé pendant quelque temps, il s'y
forme généralement des cristaux de sels neutres à acide végétal et à base le plus souvent calcaire.

De ce fait, il est permis de conclure que, dans les teintures,
ne se dissolvent pas avec une égale facilité toutes les parties
intégrantes des médicaments, dont les éléments sont exposés
à certaines réactions chimiques, à des décompositions plus ou
moins complètes. — Or, le principe actif du médicament peut
fort bien ne résider que dans la partie insoluble, et la substance ne présentera dès lors que peu d'efficacité, ou bien se
trouvera altérée dans ces décompositions possibles.

Des dynamisations obtenues par voie sèche.

C'est la trituration que l'on emploie pour ce mode de préparation des médicaments homœopathiques, et les substances
ainsi préparées sont désignées sous le nom de *triturations*.
Ici, le véhicule est le sucre de lait. — Les triturations sont
également désignées par les chiffres 1te, 2e, 3e, etc. La première contenant 1/100e, la deuxième 1/10,000e, la troisième
1/1,000,000e, etc., du médicament primitif.

Ce mode de préparation, qui n'était usité, jusqu'à ces derniers temps, que pour les substances insolubles dans l'eau ou
l'alcool, nous l'avons, depuis peu, généralisé en l'appliquant à
tous les médicaments. — Voici comment procédait Hahnemann
pour les substances insolubles : un grain (0,05) de la substance
était mêlé avec quatre-vingt-dix-neuf fois son poids de sucre
de lait, et on triturait une heure; seulement, au lieu de pousser les triturations jusqu'à la 30e, comme les dilutions, l'on
s'arrêtait à la troisième division, à laquelle Hahnemann jugeait que tous les corps étaient solubles. Pour les dilutions
ou atténuations subséquentes, l'on procédait exactement
comme pour les dilutions par voie humide, en ayant soin do

dissoudre d'abord un grain (0,05) dans quatre-vingt-dix-neuf gouttes d'eau alcoolisée de la 5ᵉ trituration.

Ce procédé est indispensable pour tous les corps insolubles. Toutefois, en considérant combien est imparfaite une teinture mère préparée avec tous les soins possibles, on conviendra qu'il serait bon également de faire subir la trituration à toutes les substances végétales; car, outre que la teinture mère ne contient pas tous les principes de la substance, elle est encore sujette à se décomposer, et les dilutions ultérieures peuvent se ressentir de cette altération.

Hahnemann pensait que toutes les substances, poussées à la 3ᵉ trituration, étaient solubles; cependant il est facile de s'assurer du contraire. — Dans presque toutes les 5ᵉˢ triturations les mieux exécutées, on peut encore constater la plupart des caractères physiques de la substance. Ainsi, les métaux, or, argent, fer, étain, mercure, etc., ne se dissolvent pas, ou, du moins, il y a encore un grand nombre de parcelles métalliques, parfaitement reconnaissables à l'aide du microscope. Ce fait a été maintes fois constaté dans les dissolutions de cette 5ᵉ trituration. Le sucre de lait, ainsi que les parties insolubles du médicament, s'incrustent vers le haut du flacon, entre le goulot et le bouchon. — On constate encore les caractères physiques même dans la 4ᵉ ou 5ᵉ, pour certains corps très-sapides ou très-odorants. On ne peut donc pas conclure que la matière pondérable du médicament a disparu dans ces triturations, ni même que sa division soit moléculaire.

Nombre de praticiens ont fait observer, dans ces derniers temps, que, pour avoir des préparations qui contiennent toutes les parties de la plante, réduites à l'état véritablement atomistique, il faudrait pousser les triturations bien plus loin que la 3ᵉ. — Nous reviendrons sur ce sujet dans un autre travail.

Toujours est-il que, dans les triturations, la matière se conserve telle quelle, avec toutes ses propriétés, sans être assujettie à aucune altération.

Si nous voulons essayer maintenant de pénétrer le mode d'action des médicaments, nous trouverons deux opinions en présence : dans l'une, on admet que, la matière étant divisible à l'infini, quelque particule du médicament se retrouve dans toutes les dilutions, entraînant avec elle la force qui lui donne ses propriétés. L'exemple du musc, si souvent cité, vient prêter son appui à cette explication.

Dans l'autre, pour ceux qui regardent la force médicatrice comme étant de la même nature que les fluides impondérables, cette puissance étant mise en liberté par la divisibilité de la matière, se communique au véhicule lui-même, qui devient médicamenteux à son tour. Ce fluide, mis ainsi à nu, agit, non pas sur la force vitale elle-même, mais sur les agents vitaux de nature impondérable, qui lui servent d'intermédiaire pour l'accomplissement de ses actions.

Les expériences physiologiques, instituées en si grand nombre au sujet du fluide nerveux, de la contraction musculaire, de la digestion, de la respiration, des sécrétions, etc., qui démontrent, d'une part, le dégagement des fluides électriques dans l'accomplissement normal de ces fonctions, et que, d'autre part, ces fonctions, supprimées par la section des nerfs qui y président, peuvent être rétablies au moyen de courants galvaniques maintenus entre les bouts divisés de ces nerfs; les phénomènes du magnétisme animal, etc., amènent naturellement à conclure qu'il y a, sinon identité, du moins grande analogie entre les *agents vitaux* et les *fluides* ou *agents électriques* (1).

D'après cette opinion, la vie ou principe vital n'est pas directement influencée et ne pourrait l'être par le principe actif des médicaments; car une *propriété immatérielle* ne peut recevoir l'influence d'une *force* nécessairement *inorganique*. La force à l'aide de laquelle le médicament affecte l'organisme a, au contraire, une influence directe sur les agents électromagnétiques qui président aux fonctions physiologiques; car elle est virtuellement leur analogue, et par sa nature et par ses propriétés.

(1) Voir les travaux de Lavoisier, Volta, Despretz, Prévost et Dumas, Dutrochet, Magendie, Liebig, Dumas, Payen, Boussingault, Becquerel et Breschet, etc.

Or, comme chaque corps de la nature diffère de tous les autres par des propriétés caractéristiques, et qu'il ne doit ses caractères et ses propriétés qu'à la différence des agents impondérables qu'il recèle, il est évident que ses propriétés thérapeutiques, ou sa manière spéciale d'affecter les agents vitaux, proviennent de la différence que présentent ces agents. D'un autre côté, les différences qu'on observe dans l'action d'une seule et même substance dépendent des variations que présentent les agents vitaux, soit d'un individu à l'autre, soit à différentes époques ou dans des conditions différentes chez le même individu.

D'après cette opinion, il n'est pas nécessaire que la *matière pondérable* persiste dans les hautes atténuations. Le principe impondérable, dégagé par les manipulations homœopathiques, peut se communiquer aux véhicules et se transmettre presque indéfiniment d'un véhicule à l'autre. C'est même la seule explication possible de la persistance d'activité dans les très-hautes dynamisations.—En effet, chaque corps de la nature, même réduit à l'état d'atome, contient une immense quantité de fluides impondérables. A cet égard, nous ne croyons pouvoir mieux faire que de reproduire un document qui, quoique déjà publié, n'en offre pas moins un immense intérêt, à cause des développements dans lesquels nous avons cru devoir entrer. — C'est une lettre de M. Poudra, professeur de physique à l'école d'état-major de Paris, adressée à notre honorable collègue M. le docteur Jahr, et publiée dans sa *Pharmacopée*. Voici cette lettre :

« Voici, monsieur, comment je conçois la puissance médicale de la matière. Afin de simplifier le discours, j'appellerai *médicalité* cette puissance.

« La médicalité d'une substance sera donc la puissance en vertu de laquelle la matière, mise en contact avec l'organisme, le modifie diversement. Cette action de la matière sur l'organisme a lieu lorsque cette substance est divisée à l'infini, et se rapproche de ce que j'appellerai *l'état atomistique*, c'est-à-dire, lorsque les molécules, ou mieux les atomes, seront séparés, tenus à distance et non plus neutralisés dans un corps par leurs actions réciproques ; ceci est conforme à toutes les expériences.

« Il est évident alors que la *médicalité* et l'affinité sont des puissances de même nature, résidant dans les dernières molécules ou atomes des corps ; et je crois même ne pas m'éloigner beaucoup de la vérité, en avançant que la médicalité et l'affinité ne sont que des effets divers d'une même cause, ne sont que deux manières différentes d'essayer une même puissance.

« Toutes les découvertes modernes tendent maintenant à prouver que l'affinité est une puissance due à l'électricité de a matière à l'état atomistique.

« Or, on sait que dans le plus petit grain de matière il existe une quantité immense d'électricité. M. Becquerel, dans une des séances de l'Académie, confirmait dernièrement ce fait ; il s'ensuit donc que, si l'électricité est la cause première de l'affinité et de la médicalité, il doit exister, dans le plus petit grain de matière, une immense quantité d'affinité et de médicalité ; mais que, de même que pour produire des phénomènes chimiques de combinaison ou d'affinité, il est nécessaire de diviser la matière et de la rapprocher de l'état atomistique, de même, pour produire les phénomènes dus à la médicalité, il faut aussi se rapprocher de cet état.

« On peut donc en conclure que le rayon de la sphère d'action, soit d'affinité, soit de médicalité, augmente dans un rapport encore inconnu, lorsque la matière diminue de volume et se rapproche de l'atome.

« Ira-t-on nier l'affinité parce qu'elle ne produit pas d'effets entre un milligramme de deux substances et même entre des millionièmes de ces milligrammes, millionièmes auxquels on peut parvenir par un broyement mécanique ? Ira-t-on nier que l'affinité ne produira aucun effet entre les millionièmes de ces millionièmes, cette nouvelle division produite par la chaleur ou la dissolution ?

« Lorsque deux substances, ayant une action énergique réciproque, seront divisées par la dissolution, ou quand les atomes seront tenus, par le calorique, à telles distances que l'action n'aura plus lieu, alors nous concevrons la limite possible de cette puissance de l'affinité et de la médicalité ; or, comme le nombre d'atomes contenus dans le plus petit grain de matière est immense ; que, réduite à cet état, la sphère d'action de chaque atome doit être très-grande proportionnellement à leur rayon, il s'ensuit que cette limite est bien reculée.

« L'affinité et la médicalité proviennent, disons-nous, de l'électricité ; mais nous savons que l'affinité est modifiée par le calorique et par l'état électrique des corps dissous. Alors il est facile d'expliquer naturellement l'augmentation de *médicalité* qu'acquiert la matière lorsqu'on produit sa division par des secousses réitérées ; il est évident que ces secousses produisent des frottements, et que ces frottements doivent modifier l'état électrique des molécules, des atomes, et, par suite, augmenter leur affinité et leur médicalité.

« En admettant donc que la médicalité et l'affinité sont des puissances de même nature, il n'y aura plus de difficulté à concevoir le développement de cette première puissance par la division, par le frottement ; et pourquoi un fort volume de matière, mis en contact avec l'organisme, est sans action, tandis que la plus petite partie de la même substance, réduite à l'état atomistique, et dont la puissance a été augmentée par le frottement, produira des effets remarquables. Mais on pourrait demander comment se fait-il que l'action d'une quantité fixe de matière, mise en contact avec l'organisme, ne soit pas la somme des actions de tous les atomes ?

« Ici le problème se complique ; voici comment je conçois sa solution en continuant mon rapprochement entre l'affinité et la médicalité :

« Une substance ingérée dans l'estomac, sous un certain volume, ne s'y dissout quelquefois pas du tout, et par conséquent doit être sans action ; quelquefois elle s'y dissout peu, et alors les résultats seront dus seulement à la partie dissoute ; mais supposons qu'il ne s'agisse que d'une substance dissoute antérieurement à son introduction dans l'estomac, ou dans l'estomac même, il doit arriver, selon moi, dans ce cas, ce qui se passe dans les combinaisons chimiques. Lorsque deux substances, réduites à l'état atomistique se combinent, un atome de l'une se réunit à un, deux, trois, etc., atomes de l'autre, ou réciproquement, et cela dans des rapports très-limités; si donc une des substances est en excès, elle reste en dehors de la combinaison, et peut, dans certains cas, en être séparée; mais, dans beaucoup, si l'excès de cette substance est trop considérable, on aura au contraire de la peine à retrouver la combinaison.

« Appliquons ces idées à la *médicalité*; cette action résidant dans les atomes, il en faudra un certain nombre pour produire une modification de l'organisme; et, de même qu'il y a plusieurs degrés de combinaison, y aura-t-il plusieurs modifications importantes et différentes, mais le tout en petit nombre. Au delà, tout le reste des atomes ou de la substance sera superflu et rejeté au dehors, et pourra devenir nuisible en dissimulant complétement la modification obtenue.

« Il y aurait ici, il faut l'avouer, un très-grand travail à entreprendre sur les bases que je viens d'établir; travail qui ne peut mieux convenir, monsieur, qu'à vous, qui connaissez si bien l'action des médicaments; ce travail consisterait à déterminer : 1° si la même substance peut produire une ou plusieurs modifications de l'organisme, et la nature de ces modifications, ou, pour nous servir de l'expression, s'il y a plusieurs combinaisons entre l'organisme et la même substance réduite à l'état atomistique; 2° quelle est la plus petite quantité de matière réduite à cet état et dont la puissance a été augmentée par le frottement pour couvrir en entier l'organisme, c'est-à-dire produire la même modification? 3° que devient la substance en excès?

« Ce travail ne s'obtiendra que du temps; mais il faudra que tôt ou tard la médecine, quel que soit son nom, s'en occupe lorsqu'elle voudra connaître toutes les modifications que l'organisme peut éprouver par l'action de toutes les substances qui nous entourent.

« J'ai l'honneur, etc.

Poudra. »

Les trois questions que M. Poudra vient de poser trouvent, en partie déjà, leur réponse et leur solution dans ce qui a été exposé précédemment. — En effet, pour ce qui concerne la première, M. Poudra n'en eût pas été embarrassé s'il avait réfléchi que les agents vitaux présentent des modifications ou variétés, soit dans les différents individus, soit dans les différentes conditions morbides chez le même individu, et que, par conséquent, le produit de la réaction des agents vitaux contre la force médicamenteuse, c'est-à-dire, l'effet obtenu, doit varier ; que ces variations peuvent être *quantitatives* ou *qualitatives*, c'est-à-dire porter sur l'intensité ou sur la nature même de l'effet. — Quant aux deux dernières questions, elles trouvent également leur solution dans ce que nous avons dit précédemment en parlant de la catalyse ou force catalytique. Il suffit d'une quantité infinitésimale pour produire cet effet qui est le même, quelle que soit la quantité de la substance ingérée ; il ne varie que selon le degré de susceptibilité du malade.

On objectera peut-être que notre explication n'est point conforme aux idées de Hahnemann, qui reconnaît à la force vitale le pouvoir d'être directement influencée par les agents du dehors et par les médicaments. Nous répondrons par la citation de l'*Organon*.

Hahnemann (au § 16, pag. 110 et 111 de la troisième édition française de l'*Organon*) s'exprime ainsi : « Le médecin ne peut donc non plus remédier à ces désaccords (les maladies) qu'en faisant agir sur elle (la force vitale) des substances douées de forces modificatrices, également dynamiques ou virtuelles, dont elle perçoit l'impression *à l'aide de la sensibilité nerveuse présente partout.* »

C'est donc à l'aide de la sensibilité nerveuse, présente partout, que la force vitale perçoit les impressions ; elle a donc besoin d'un intermédiaire pour établir sa communication avec le monde matériel. Or, quel est la nature de cet intermédiaire ? Hahnemann ne l'indique pas. Nous l'assimilons à un fluide impondérable, comme beaucoup de physiologistes l'ont fait, se basant à la fois sur l'expérience et sur le raisonnement.

—La science est, dès aujourd'hui, assez avancée pour permettre de soutenir cette opinion, malgré ce qu'elle peut encore rencontrer de contradiction. Nous le ferons avec d'autant plus de confiance que la théorie des impondérables, loin de nuire à l'homœopathie, est, au contraire, éminemment propre à la confirmer, car elle fournit la démonstration scientifique de l'action des doses infinitésimales.

Un seul point reste non résolu jusqu'à présent, et restera probablement toujours à l'état de *desideratum*, c'est de savoir quel est le lien qui relie ensemble les forces ou agents vitaux, forces physiques, avec la vie elle-même, force immatérielle par excellence; mais cette lacune n'empêche pas que les forces physiques ne président nécessairement (bien entendu, sous l'influence autocratique de la force vitale) à tous les actes organiques (mouvements, sécrétion, excrétion, sensation, etc.), ni que l'action médicamenteuse n'ait une influence toute puissante sur ces forces ; tandis que nous avouons ne pas concevoir qu'elle puisse atteindre la vie immatérielle. — Enfin, nous devons déclarer ici que notre intention n'a jamais été de nous mettre en opposition avec la doctrine de Hahnemann. Nous avons voulu, au contraire, l'affermir encore, en montrant qu'elle s'accorde avec les faits que l'expérience a récemment révélés. C'est un pas que nous avons tâché de faire, malgré notre insuffisance : veuillent ceux qui nous lisent ne voir dans notre effort que le seul désir d'être utile à la doctrine homœopathique, et d'appeler l'attention sur des questions importantes, mais non résolues.

FIN.

www.ingramcontent.com/pod-product-compliance
Ingram Content Group UK Ltd.
Pitfield, Milton Keynes, MK11 3LW, UK
UKHW021354100726
13657UKWH00006B/2075